OBSERVATIONS

CRITIQUES

SUR LE

TRAITÉ

DE

MÉDECINE LÉGALE

CRIMINELLE,

DE

M. Jacques Poilroux, de Castellane.

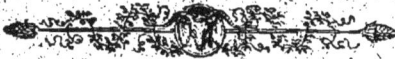

DIGNE.

TYPOGRAPHIE DE Mᵐᵉ Vᵉ A. GUICHARD.

Mai 1834.

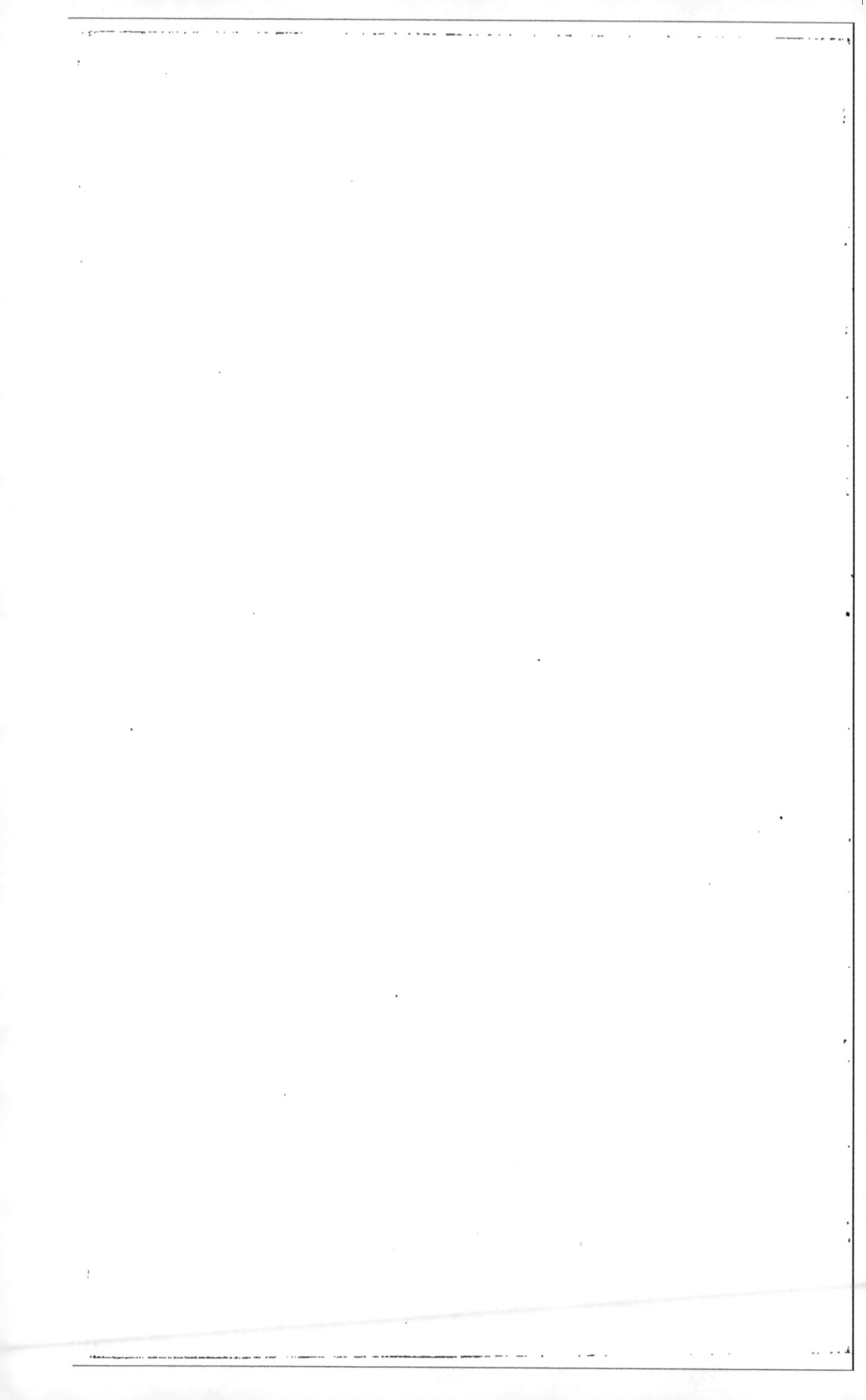

OBSERVATIONS

CRITIQUES

SUR LE

TRAITÉ

DE

MÉDECINE LÉGALE

CRIMINELLE,

DE

M. Jacques Poilroux, de Castellane.

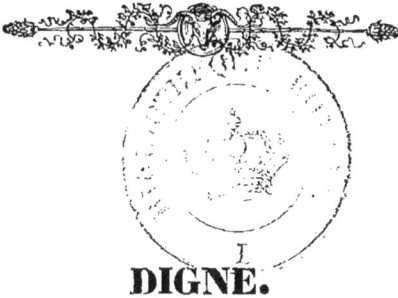

DIGNE.

TYPOGRAPHIE DE Mᵐᵉ Vᵉ A. GUICHARD.

Mai 1834.

La destinée du livre dont la critique nous occupe en ce moment, était de passer inaperçu et d'aller rejoindre, dans l'oubli le plus profond où elle est plongée depuis sa naissance, la compilation du même auteur sur les Maladies Chroniques. Aussi nous accusera-t-on de profanation de venir remuer de nos mains impies la terre encore fraiche qui recouvre déjà l'avorton mort-né enfanté par notre compatriote. Pour rejeter loin de nous toute espèce d'interprétation fâcheuse sur nos intentions, nous allons expliquer la pensée qui nous a guidés lorsque nous nous sommes décidés à publier ces quelques observations critiques. Il est dans tous les petits pays des hommes qui ont eu le talent d'accaparer à tort ou à raison l'opinion publique et de se faire, dans un

cercle de parens, d'amis et de prôneurs,
une réputation d'infaillibilité et d'omni-
science. Ces hommes tranchans et de conviction profonde dans leur unique savoir,
portent la tête haute et laissent tomber
gravement leurs paroles, comme autant
de vérités solennelles dont la simple con-
tradiction serait une hérésie. Tout ce qui
n'est pas eux est ignorant ; la jeunesse est
par eux taxée de présomption ; car il n'existe
pas à leurs yeux de connaissances réelles,
si elles ne sont emprisonnées sous la triple
enveloppe d'une rotondité de quarante ans.
Nous, jeunes hommes sans consistance et
sans prôneurs, qui n'avons pour nous que
quelques études consciencieusement faites ,
qui avons foi au progrès et qui ne croyons pas
exclusivement aux théories d'une école ou
à l'infaillibilité d'une époque déjà loin de
nous, nous voyions à regret ce culte dé-
goûtant rendu à des hommes dont les moindres défauts sont d'être vaniteux et arriérés.
Cependant nous ne songions à rien moins
qu'à leur livrer bataille, tant qu'ils s'en
tenaient à des chefs-d'œuvre manuscrits ou
à des compilations sans danger par leur

inutilité. Mais que, profitant de cette confiance aveugle et non légitimée par aucun
antécédent, qui a fait dire il y a quelques
années à un biographe de département :
« L'étude de la Médecine légale a aussi
« occupé M. Jacques Poilroux : plusieurs
« de ses rapports lui ont mérité les éloges
« des magistrats et des jurés. Appelé à
« prononcer dans des circonstances extrê-
« mement délicates, la confiance qu'inspi-
« rait l'opinion de l'habile Médecin *a pres-*
« *que toujours décidé du sort des accusés.* »
que M. Jacques Poilroux, disons-nous,
s'appuyant sur sa réputation communale,
vienne orgueilleusement jeter dans le
public un livre de sa façon, dont l'unique
résultat serait d'induire en erreur le magistrat, le médecin, et de faire rouler sur
l'échafaud une tête innocente, cela dépasse
les bornes d'une vaniteuse satisfaction. Alors
certes nous avons dû sortir de notre obscu-
rité pour crier à ce médecin que, dans des
sujets aussi délicats, l'homme qui, pour
satisfaire sa vanité, a besoin de placer
son nom sur le frontispice d'un livre, peu
soucieux de ce qu'il vaut en réalité, est

vraiment coupable, et que l'ignorance de l'écrivain sur une pareille matière peut entraîner les conséquences les plus désastreuses. Nous faisons œuvre de conscience en attaquant les opinions erronées que M. Jacques Poilroux a émises, en démontrant aux magistrats, aux médecins, aux jurés, aux défenseurs que l'autorité du médecin légiste des Basses-Alpes doit être citée avec circonspection, et que, dans son œuvre incohérente, il est impossible à l'homme qui n'est pas versé dans la médecine de distinguer le vrai du faux. D'ailleurs, il est temps de se convaincre qu'il est peu de vérités absolues dans les sciences qui ne sont pas purement mathématiques, que la médecine légale peut revenir sur ses expériences, mais que le glaive de la loi ne revient pas donner la vie à ceux qu'il a frappés, en s'appuyant sur des faits observés avec légèreté par des hommes en qui la confiance était aveugle !...

J. Itard, D.-M.
Melchior Yvan.

OBSERVATIONS

CRITIQUES

SUR LE

TRAITÉ

DE

MÉDECINE LÉGALE

CRIMINELLE,

DE

M. Jacques POILROUX, de Castellane.

Le livre de M. Jacques Poilroux est précédé d'une préface emphatique. Dès la première ligne, M. le Docteur nous apprend qu'aux assises des Basses-Alpes, il y a 13 ans, il recueillit les universelles félicitations des magistrats et des gens de l'art, pour un rapport sur l'infanticide ; mais que ces succès flattèrent assez peu son amour-propre, car il réfléchit qu'il ne les devait qu'à la manière fausse et vicieuse dont étaient faits la plupart des rapports en justice. M. Jacques Poilroux a une toute autre raison pour être médiocrement flatté de l'honneur d'une triple lecture qu'obtint son rapport, car il ne dut cet honneur, puisque honneur il y a, qu'à l'incertitude et au vague que laissait après sa lecture le chef-d'œuvre dans l'esprit des juges et des jurés. Cela est si vrai

que l'un de nous, jeune homme sortant à peine alors
des bancs de l'école, et dont la rotondité de M. Jacques Poilroux dut avoir pitié, fut appelé par le minis-
tère public, et prouva à M. le Docteur que l'enfant
pouvait avoir respiré dans le ventre de sa mère et cependant être mort-né, ce qu'il ignorait complètement.
L'acquittement de l'accusée fut le résultat de cette dé-
cision en opposition avec les conclusions accusatrices
de M. Jacques Poilroux. A ce propos, nous ferons ob-
server que l'auteur que nous combattons semble avoir
écrit sa compilation pour être plus particulièrement di-
rigée contre les accusés. Est-ce pour rendre son livre
plus digne de la dédicace, que M. le Docteur cherche
à faire interpréter contre eux les moindres circonstances, souvent les plus fallacieuses? Il est vrai que ce petit
travers est bien compensé par une politesse excessive,
car il termine toujours ses rapports écrits par les formu-
les les plus gracieuses. Ainsi, après ceux sur l'infanticide, sur l'empoisonnement, dont les conclusions doivent amener les peines les plus fortes, il ne manque
jamais de dire : « C'est avec le plus grand regret que
« nous sommes obligés de déclarer etc., etc. » Ces for-
mules sentimentales nous rappellent malgré nous l'ur-
banité des bourreaux espagnols qui, chargés d'expé-
dier un personnage de haut rang, ne manquent jamais,
à chaque torsion graduelle de la corde, de dire poliment
et saluant avec grâce : « Pardon, Excellence,
« si je gêne votre respiration. » Le but de la préface
de M. Jacques Poilroux est de nous prouver l'utilité
et l'opportunité de son livre. Pour y parvenir, il
nous entretient longuement de la nécessité de l'étude
de la médecine légale, ce qui n'est, que nous ne

sachions , contesté par personne. Mais en disant
presque à chaque ligne que cette étude est générale-
ment négligée, M. le Docteur fait preuve d'une ignorance impardonnable , car depuis nombre d'années
les livres de médecine légale se sont répandus avec
profusion , et il existe même des journaux spéciaux
sur cette intéressante partie de la médecine. M. Jacques Poilroux aurait dû se convaincre , avant d'entreprendre sa compilation , qu'outre les ouvrages de
Mahon , Fodéré , Orfila et les articles du Dictionnaire des sciences médicales qu'il a si impitoyablement
copiés , il existe encore d'autres ouvrages dans lesquels il eût pu prendre à pleines mains et plus
utilement ; il eût dû savoir surtout que beaucoup de
faits avancés par ses auteurs favoris ont été très-
souvent combattus, et qu'il ne suffit plus aujourd'hui
d'être professeur de telle ou telle autre université
pour avoir le don d'infaillibilité. Mais il ne soupçonne
pas même les travaux accomplis par Julia Fontenelle,
Boutigny , Villermé , Baruel , Georget , Esquirol ,
Raspail, Brière de Boismont, Leroy d'Etioles , Christison , Biessy , etc. , etc.

Nous concevons qu'un médecin philantrope , voyant à regret que la science fût emprisonnée dans
des volumes nombreux et coûteux , ait eu la pensée
d'extraire et de réunir sous une forme usuelle les
principes fondamentaux , pour former un manuel qui
pût être facilement abordé par toutes les fortunes et
toutes les intelligences. Et si M. Jacques Poilroux eût
été réellement cet homme , il se fût environné de
toutes les indications , de tous les documens qui lui
étaient indispensables. Mais notre auteur n'a rien

fait de semblable , et , au lieu d'offrir au public un ouvrage utile , portatif , au niveau de la science , il ne présente qu'une œuvre informe , surchargée de vieilles épisodes répétées jusqu'à satiété , et tout-à-fait arriérée dès sa naissance ! M. Jacques Poilroux nous assure , avec la présomption qui le caractérise , que comme Fodéré c'est l'indignation qui lui a fait prendre la plume , en voyant tant de mauvais rapports en justice. Cette assertion mériterait bien une réponse un peu brutale , mais contentons-nous de comparer les auteurs et l'époque de leur publication. Lorsque Fodéré publia son livre , la science était presque à son enfance ; il a enrichi la médecine légale d'observations neuves , riches , fécondes , et a reculé bien loin les limites de la branche sur laquelle il écrivait. Mais aujourd'hui la science est-elle négligée ? En sommes-nous à déplorer l'ignorance des jeunes gens qui sortent de nos écoles ? Avez-vous quelque chose de nouveau à nous apprendre ? Rien de tout cela n'existe ; vous avez fait œuvre avec des ciseaux , vous avez compilé sans choix et sans conscience. Si votre myopie scientifique vous avait permis de voir un peu loin dans l'horison , vous auriez appris qu'il existait déjà des livres dans le genre de celui que vous vouliez entreprendre , et vous seriez demeuré convaincu , quelle que fût votre bonne opinion de vous-même , de l'impossibilité dans laquelle vous étiez de rien faire d'aussi concis , d'aussi universellement utile que les manuels de médecine légale de Sedillot , de Biessy et d'Amédée du Pau. Toute manifestation humaine doit avoir un but d'utilité. En voulant légitimer les considérations qui l'ont poussé à prendre la plume , M.

Jacques Poilroux est loin de nous convaincre. Sans doute, dans des temps rapprochés de nous, on a eu à craindre que l'ignorance, ou plutôt, le défaut d'habitude, n'entraînassent de grands malheurs ; mais toujours ces malheurs ont été prévenus. Et lors même, un pareil livre pourrait-il servir à les éviter ? Il ne peut qu'induire en erreur et entraîner les plus graves conséquences. Pourquoi venir nous rappeler les procès des Calas et des Sirven ? Le temps n'a-t-il pas mis entre ces procès et nous la borne qui marque un siècle ? D'ailleurs, ces attentats ne furent-ils pas consommés sous la double influence de l'intolérance et de l'ambition ? Orfila, Marc eussent-ils vécu, eussent-ils grossi leurs voix pour crier, de toute la force de leurs poumons, aux juges de ces causes : Vous assassinez ! les oreilles eussent été bouchées, et aucun son n'eût vibré jusqu'à elles. Et, de notre temps, a-t-il été possible à un homme bien connu de faire comprendre dans un procès fameux qu'une strangulation n'est pas une suspension ?... Nous applaudissons à la naïveté de M. Jacques Poilroux, s'il ne sait pas faire la part des intérêts et des passions mis en jeu par les puissans du monde et le fanatisme. Nous ne nous appesantirons pas davantage pour démontrer que l'œuvre était inutile et inopportune.

Nous ne dirons rien de la distribution du livre de M. Jacques Poilroux : en cela, chacun peut avoir ses idées. Le médecin de Castellane aime les coupes, les classifications, le cadre nosologique ; il est d'une école surannée et essentiellement classificatrice. Mais avant de passer à l'examen des chapitres qui composent l'ouvrage, nous sommes obligés de faire remarquer combien il est incomplet et quelle immence lacune il laisse derrière lui. Pourquoi M. Jacques Poilroux s'est-il essentiellement borné à la médecine légale criminelle? Sous ce seul rapport, son ouvrage est bien inférieur aux autres manuels que nous avons cités. Le médecin n'est-il pas en effet appelé à donner son avis, à faire des rapports sur un bien grand nombre de cas auxquels donne lieu l'interprétation de beaucoup d'articles du code civil ? Pour n'en rappeler que quelques exemples : Quel est l'homme un peu attentif aux débats scientifiques dont la curiosité n'ait été alimentée par les discussions animées, les consultations médico-légales, aussi savantes que judicieuses, publiées par les professeurs les plus célèbres des trois facultés de médecine de France, sur l'interprétation des articles 1974 et 1975 du code civil, touchant le contrat de rente viagère ? M. Jacques Poilroux serait-il le seul à ignorer que l'article 314 du même code a fourni à Colard de Martigny l'occasion de traiter avec profondeur et sagacité les questions suivantes : La viabilité civile doit-elle être distinguée de la viabilité naturelle ? Quelles sont les conditions de la viabilité civile ? Est-elle exclue par les maladies innées devenues mortelles plus ou moins long-temps après la naissance ? M. Jacques Poilroux, qui se montre si profond chimiste dans son chapitre sur les poisons, n'aurait-il pas dû nous donner quelque chose sur l'altération des écritures ? Auriez-vous pensé, M. le Docteur, que ces sujets était au-dessus de vos forces? Oh! Que non ! Vous nous avez trop bien prouvé qu'un correspondant de l'Académie royale de médecine doit impunément parler de tout ce qu'il connaît et même de ce qu'il ne connaît pas. Mais si notre auteur, profondément *criminel*, a cru devoir se retrancher dans tout ce qui a un rapport direct à la médecine légale criminelle, comment se fait-il qu'il ait si complètement omis de traiter de la folie, qui rentrait si intimement dans son cadre? Aurait-il été étranger au retentissement prodigieux qu'ont eu dans le temps les affaires criminelles de Léger, Feldtmann, Lecouffe, Jean Pierre, Papavoine, la fille Cornier? Qui peut ignorer les brillantes consultations qui ont été publiées à ce sujet par Georget, Marc, Esquirol, Brière de Boismont? En sautant à pieds joints tout ce qui a rapport à la folie, l'auteur laisse un vide immense dans son œuvre. On peut en apprécier toute la portée en songeant qu'il n'y est pas le moins du monde fait mention du somnambulisme, de l'ivresse, du délire, de l'épilepsie, de la perte de conscience de soi-même, de l'idiotisme et de la surdité mutite. Ces divers états pathologiques du cerveau ont exercé la sagacité des médecins légistes de notre temps, et nous possédons des travaux sur ce sujet du plus haut intérêt. Certes, il y avait là matière au moins à quelques phrases emphatiques et pédantesques, à défaut de considérations philosophiques, et nous sommes bien étonnés que le médecin de Castellane ait négligé une occasion si belle de faire du pathos.

Le premier chapitre est intitulé : *Objets préliminaires que doit connaître l'expert avant de se livrer aux investigations cadavériques.* Ce chapitre, comme les suivants, est divisé par sections.

La première section est consacrée à la mort apparente, et notre prolixe auteur, pour démontrer combien il est facile de confondre la mort réelle et la mort apparente, raconte, à la suite les unes des autres, toutes ces vieilles histoires d'individus inhumés vivans avec lesquelles nous avons été effrayés dans notre enfance. Il est vraiment inconcevable que M. Jacques Poilroux, destinant son livre aux magistrats et aux médecins de campagne, ait eu assez mauvaise opinion des aïeules de ces Messieurs pour croire que ces bonnes femmes ne les aient souvent régalés de ces belles histoires qui font les délices de la veillée un soir d'hiver. M. Jacques Poilroux croirait-il faire preuve d'érudition en remontant à Diogène Laërce, à Apollonius de Tyane ou à l'empereur Zénon? Mais il faudrait, pour nous en convaincre, que nous pussions oublier qu'il a presque copié textuellement son premier chapitre de Mahon, T. II, P. 172, et de l'article *Cas rares* du dictionnaire des sciences médicales.

Après douze mortelles pages consacrées aux histoires fantastiques, pour lesquelles il parait avoir un penchant prononcé, comme nous aurons occasion de le faire remarquer encore, M. Jacques Poilroux se décide enfin, dans la deuxième section, à nous donner les caractères de la mort apparente et de la mort réelle. Ces caractères sont copiés des premiers auteurs qui ont écrit sur cette matière, sans que l'auteur y ait ajouté la moindre observation qui lui appartienne. Si M. Jacques Poilroux n'avait aucun signe nouveau à nous apprendre sur ce sujet, au moins devait-il nous donner tous ceux qui sont connus. Mais M. le correspondant de l'académie royale de médecine et très-arriéré en fait de littérature médicale , et probablement il ne connait pas le beau travail de Villermé *publié dans les Annales de médecine légale* , et qui nous a donné de nouveaux signes de mort qui offrent un bien plus haut degré de certitude que tous ceux qui avaient été énumérés jusqu'à lui.

Dans la 4me section intitulée : *Causes les plus ordinaires des morts subites naturelles* , M. Jacques Poilroux a écrit en toutes lettres : « Il peut se faire que « les recherches soient infructueuses , car il est des « cas où la mort ne laisse aucune trace dans l'inté- « rieur des viscères. » Il n'est permis qu'à ceux qui ne savent pas faire une ouverture de cadavre , et qui ont étudié à une époque où les raisonnemens les plus bisarres étaient adoptés sans examen , de tenir un pareil langage. Vainement , pour donner un certain degré de certitude à cette singulière assertion , M. Jacques Poilroux nous dit-il , quelques lignes plus bas , que « dans les passions vives de l'ame et dans les « ris immodérés , le cœur privé de l'influence nerveu- « se qui préside à ses fonctions et à ses contractions « permanentes ne peut plus lancer le sang qui doit en- « tretenir la vie , et qu'une mort soudaine et sans lésion « physique est le résultat de ce défaut d'influence. » En vérité , nous doutons que M. Jacques Poilroux ait conscience de ce qu'il avance. Ne sait-il pas que les passions vives de l'ame activent bien plus la circulation qu'elles ne sauraient la ralentir ? Ne sait-il pas que le ris violent et prolongé a pour effet principal de faire affluer le sang à la tête ? Penserait-il par hasard que les congestions soient occasionnées par la privation de l'influence nerveuse ?

La 5me section, sur le *suicide*, est textuellement copiée du dictionnaire des sciences médicales ; c'est un
article de pure philosophie, et qui ne sera pas d'un
très-grand secours aux lecteurs de M. Jacques Poilroux,
si jamais lecteurs il a. Dans cette section, comme
partout ailleurs, on reconnaît l'auteur arriéré ; les
travaux d'Esquirol et de Falret sont pour lui comme
s'ils n'existaient pas.

Dans la 6me section, notre auteur se lamente beaucoup de ce que de nos jours les médecins, et même
les auteurs de médecine légale, ne savent pas apprécier les différences qui existent entre l'ecchymose, la
contusion, les sugillations et les lividités cadavériques, et, à l'appui de son assertion, il cite le rapport qui fut fait, en 1779, dans la fameuse
affaire de Jean Chassagnieux de Montbrison,
contenue dans les causes célèbres, et dans lequel les
barbiers du temps confondirent les diverses lésions.
Peut-on être plus logique ? Nous pouvons rassurer M.
Jacques Poilroux à cet égard, et lui assurer qu'il
n'y a pas de mince docteur, sortant de nos écoles,
qui ne fût à même de lui donner un long supplément
pour cette section, qui paraît lui avoir coûté bien de
labeurs.

La 8me section traite exclusivement des rapports
en justice. M. Jacques Poilroux, dans un but d'utilité très-louable sans doute, emploie quelques alinéa
à nous apprendre l'ancienne et surannée division des
rapports en rapports dénonciatifs, provisoires et
mixtes, et à nous donner la définition très-essentielle
de ces diverses épithètes. M. Jacques Poilroux fait
ensuite l'énumération des connaissances que doit pos-
séder

séder un médecin expert. Après une longue nomen-
clature des sciences qui, d'après notre auteur, sont
indispensables au médecin légiste, il saisit cette occasion pour déplorer qu'aujourd'hui *tout* médecin soit
appelé à faire des rapports en justice. « Puisse, s'é-
« crie-t-il, puisse le législateur se rendre au vœu de
« tant de médecins philantropes, qui désirent vive-
« ment que la médecine légale ne soit exercée comme
« autrefois que par des médecins titrés et offrant une
« garantie suffisante par leurs talents, leur expérience
« et l'étendue de leurs connaissances. » Nous concevons bien ce vœu émis par l'auteur. Personne moins
que lui n'est partisan de l'égalité scientifique. Accou-
tumé à planer du haut de son aire aristocratique,
il est assuré que le législateur irait le prendre par la
main, pour le prier d'être un des *médecins titrés et
offrant une garantie suffisante par ses talents, son expérience, et l'étendue de ses connaissances.* S'il avait ré-
clamé pour *tous* une instruction solide, des études fortes, des examens sévères, nous eussions applaudi;
mais M. Jacques Poilroux s'embarrasse assez peu des
choses essentielles; il ne demande que le privilège
aristocratique de la réputation usurpée que nous pour-
chassons en lui.

Nous ne nous attachons pas, comme on peut le voir,
à réfuter M. Jacques Poilroux pied à pied; il faudrait
pour cela y consacrer un livre qui aurait plus d'étendue
que le sien, et, en vérité, l'œuvre est si faible, si
mauvaise, que ce serait lui faire beaucoup trop d'honneur. Nous ne voulons pas donner à notre critique
plus d'extension que n'en aura jamais le livre de notre
compatriote, car il n'est pas dans notre intention de

révéler à qui que ce soit l'existence bien inconnue d'une pareille œuvre. Aussi ferons-nous en sorte, dans l'examen des chapitres suivants, d'être bien plus concis que nous ne l'avons encore été.

Le Chapitre II est intitulé : *Examen des corps morts à toutes les époques de la vie*.

La 1ʳᵉ section est consacrée aux blessures des cadavres. L'auteur fidèle à son système raconte encore deux ou trois petites histoires dans l'une desquelles il a joué un rôle principal. Nous ne voulons pas relever tous les non sens, toutes les lacunes, les inutilités qui fourmillent dans cette section, désirant donner quelque extension à l'objet essentiel qui la termine. M. Jacques Poilroux veut faire croire à la possibilité de distinguer par l'expérience chimique les taches de sang de toute autre tache offrant une coloration semblable. Cette assertion mérite d'être relevée, car il est impossible de montrer plus de légèreté que ne l'a fait M. Jacques Poilroux dans les trente lignes qu'il a consacrées à un sujet aussi important. L'auteur, considérant la chose comme jugée, s'empresse de donner les caractères chimiques qui, d'après Orfila, doivent faire distinguer le sang de toute autre substance colorante. Mais notre auteur, qui ne connaît jamais les choses qu'à demi, est loin de soupçonner le violent débat qui eut lieu, en 1828, entre Raspail et Orfila à ce sujet. Il ignore complètement que Raspail prouva d'une manière incontestable à son célèbre antagoniste qu'il était très-facile de faire un composé qui donne par les réactifs tous les caractères qu'il assignait au sang. La lutte fut vive entre la pauvreté consciencieuse, qui se présentait sans prôneurs et avec les seules armes que donne une conviction forte , et le célèbre professeur dont les moindres assertions donnent la mort ou la vie , tant la confiance qu'on a en lui est aveugle ; Orfila revint plusieurs fois à la charge ; mais le public éclairé , juge toujours compétent , commença à douter, et finit par ne plus croire à cette assertion. Les caractères assignés par M. Jacques Poilroux sont ceux qu'Orfila donna d'abord , et qui firent naître cette violente polémique. Mais à mesure que les objections devenaient pressantes et renversaient ce qu'il avait avancé , Orfila était obligé de refaire son échafaudage et d'assigner d'autres différences dont notre compilateur ne donne mot. De ce grand travail d'Orfila que M. Jacques Poilroux considère comme un axiôme, il n'est resté qu'une chose, c'est qu'on doit être en garde contre des opinions trop légèrement émises; c'est que dans le plus grand nombre de cas les jurés ont une confiance trop aveugle dans les décisions des médecins légistes. Nous faisons un vif reproche à M. Jacques Poilroux d'avoir si légèrement donné comme une chose positive des indications fallacieuses , et , qu'il y songe , aux yeux de tout homme consciencieux , il ne peut être absous que parcequ'il a péché par ignorance !... Nous savons qu'il préférerait tout autre reproche, quelque violent qu'il fût d'ailleurs , à cette excuse humiliante , mais il faut appeler les choses par leur nom.

La 3ᵐᵉ section , *de la suspension et de la strangulation* , est au moins arriérée de quinze ans. M. Jacques Poilroux , est le seul homme de France à n'avoir pas profité des discussions qui ont eu lieu sur ce sujet entre plusieurs médecins célèbres , lors de la mort

du duc de Bourbon. Cette discussion a laissé plus
d'un esprit en suspens ; mais si M. Jacques Poilroux
ne voulait tirer aucun fruit d'une discussion qui pouvait être mise en jeu par les passions politiques, au
moins, devait-il profiter du travail qu'Esquirol a publié sur ce sujet dans le premier volume des archives
de médecine. Mais M. Jacques Poilroux ne connaît
pas plus les archives de médecine que les Annales de
médecine légale.

Dans la 4me section, de la *submersion*, M. Jacques Poilroux, toujours fidèle à sa manie de recueillir
tous les vieux contes débités à plaisir dans certains auteurs du siècle dernier, cite fort sérieusement l'exemple
d'individus qui, après avoir roui comme du chanvre,
pendant huit jours, plusieurs semaines même dans
l'eau, ont cependant été rappelés à la vie ! Pourquoi ces miracles ne se reproduisent-ils pas de nos
jours ? Pourquoi tous les médecins, excepté M. Jacques
Poilroux, refusent-ils d'y croire ? Est-ce en accumu-
lant des contes ridicules que M. l'Académicien croit
faire un livre ? Mais avant de publier un pareil ouvrage, il devrait songer que nous sommes en 1834,
et non pas au quinzième siècle. Oh ! Fantastique docteur ! Vous devez bien peu vous accommoder de notre
siècle raisonneur, qui n'a foi qu'à la science, et qui
s'embarrasse assez peu de l'érudition de ces hommes
qui vont fouiller, dans des archives poudreuses, quelques vieux contes faits à plaisir, il y a plusieurs siècles,
pour étayer leur opinion. Nous sommes cependant
obligés de convenir que nous avons trouvé quelque
chose de nouveau dans cette partie de l'ouvrage de
M. Jacques Poilroux, et dont le mérite lui revient de

plein droit. Nous voulons parler des signes qui peuvent servir à distinguer la submersion suicide de celle qui serait le résultat d'un crime. Le sagace médecin, pour faire apprécier cette différence, cite un rapport, modèle selon lui, et qui ne peut avoir été inspiré que par ses leçons, ou peut-être même écrit sous sa dictée. Voici les conclusions de ce rapport : « On doit imputer la mort de ce jeune homme au suicide, et « avec d'autant plus de fondement, qu'il paraissait « dans un état maladif, et qu'on se rend raison par « cette circonstance, de la cause qui l'a porté à « attenter à ses jours. » En vérité, peut-on écrire de pareilles absurdités? Et voilà les modèles que propose M. Jacques Poilroux! Quel langage! Quelle conclusion !

La 5me section, de la *combustion*, est absolument vide de toute espèce d'observations sur les brulûres produites avant ou après la mort, la seule chose qui fût vraiment essentielle. Mais M. Jacques Poilroux ignore sans doute qu'il existe un travail de Christison dans lequel il eût pu puiser d'excellentes observations.

Le chapitre III traite de l'infanticide. Nous nous attendions à trouver dans ce chapitre, sinon quelque chose de neuf, du moins un résumé exact de ce qui a été le plus récemment écrit sur cette matière. Nous étions d'autant plus fondés dans nos espérances, que, dans sa préface, M. Jacques Poilroux nous avait dit que c'était un rapport présenté aux assises des Basses-Alpes sur l'infanticide, qui lui avait suggéré la pensée d'entreprendre le chef-d'œuvre qui nous occupe. Mais ce chapitre, comme tous les autres, n'est pas au niveau des connaissances actuelles, et contient, ainsi

que nous allons le démontrer, des erreurs extrêmement
graves. Nous devons dire d'abord que l'auteur, dans
tout ce chapitre, montre une révoltante partialité contre l'accusé, soit ignorance des faits ou tout autre mo-
tif que nous ne pouvons apprécier. L'auteur passe
sous silence ou cherche à atténuer une foule de circonstances et de causes qui doivent naturellement être
interprétées en faveur de ces êtres malheureux. Il se
plaint de l'indulgence mal entendue qu'un jury faible
accorde trop souvent, ce qui est cause qu'une femme
n'est condamnée à son grand regret qu'à une peine qui
n'est pas proportionnée au crime; et, à l'appui de cette
assertion, il cite un de ses rapports dans lequel, suivant
lui, jamais les preuves d'infanticide ne furent plus
nombreuses et plus évidentes. « Néanmoins, dit-il,
« la femme coupable fut condamnée *seulement* à la
« réclusion perpétuelle. » Fort bien, M. le Docteur,
ce n'est point assez : il fallait quelques gouttes de sang
pour vous payer de vos peines ! Ce n'est pourtant pas
là le salaire que réclame le médecin philantrope. Comment oser tenir ce langage, que nous nous abstenons
de qualifier, lorsque le législateur, cédant enfin aux
vœux si longtemps et si énergiquement exprimés
par tous les amis de l'humanité, vient de modifier
les dispositions pénales en faveur des accusés ? M.
Poilroux ne voit-il pas dans son aveuglement que cette
impunité dont il se plaint provenait précisément de la
trop grande rigueur des lois, et que le jury reculait
toujours devant l'idée d'envoyer à la mort celle dont
le crime quoique affreux trouvait presque une excuse
dans la cause de sa cruelle détermination, puisque
c'était le desir d'échapper à la honte, à l'infamie que

la loi morale attache au front de toute fille mère, qui
avait poussé son bras? M. Jacques Poilroux, au lieu
de faire quelques lignes plus bas de la philosophie
sanguinaire, de jeter anathème sur notre pauvre siècle,
de rappeler le temps passé et la pureté de ses mœurs,
témoin la régence, devait songer qu'une loi sociale
est mauvaise du moment que le crime devient préfé-
rable à la honte qu'elle imprime, sans s'embarrasser
des circonstances qui ont pu faire commettre une faute,
oui, une faute! Car, qui est traduit à nos assises pour
cause d'infanticide? La fille du peuple. Qui l'a en-
traînée dans la voie de la prostitution? Un homme
toujours supérieur à elle par sa position sociale. Qui
est couvert de honte et d'abjection? La fille du peuple
qui s'est livrée pure à des embrassemens donnés par
amour ou achetés pour du pain. Et dans ces deux hy-
pothèses, quel est l'homme qui pourra taxer la mal-
heureuse enfant d'autre culpabilité que d'une faute?
Oui, le crime d'infanticide n'est jamais, nous le repé-
tons, que le résultat d'une faute dont le vrai coupable
échappe à la loi. Et ceci ce ne sont pas des phrases
que nous jetons pour faire de la polémique, c'est l'ex-
pression d'une conviction.

Dans la 2me section, sur les secours à donner aux
nouveaux nés asphyxiés, M. Jacques Poilroux dit :
« Dans tous les cas l'insufflation de l'air est le meil-
« leur moyen pour ranimer l'enfant. » L'auteur ne
sait pas que Leroy d'Etioles a prouvé, dans un excellent
mémoire, que cette pratique, est des plus meurtrières
chez les asphyxiés, et surtout chez les nouveaux nés,
dont les cellules pulmonaires sont facilement rompues
par les insufflations les plus légères, alors même qu'on

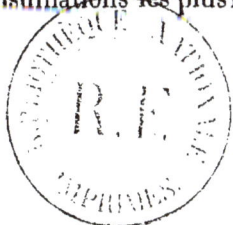

y apporte les précautions qui doivent toujours être employées en pareil cas et dont M. Jacques Poilroux ne parle pas.

Dans la 3ᵐᵉ section , M. Jacques Poilroux , en énumérant les caractères au moyen desquels on peut reconnaître si un enfant est né à terme , oublie les deux plus importans , les deux qui sont invariables , qu'on pourrait en quelque sorte appeler infaillibles , et qui peuvent par cela même dispenser de tous les autres. C'est d'abord l'insertion du cordon ombilical qui , chez l'enfant à terme, correspond un peu au-dessous de la moitié de la longueur totale du corps ; ensuite le point osseux pisiforme que présente à neuf mois seulement le cartilage qui forme l'extrémité intérieure du femur.

M. Jacques Poilroux a omis de résoudre , dans ce chapitre , une foule de questions d'un haut intérêt et d'une grande importance dans l'infanticide. Ainsi , il ne dit mot des naissances précoces , et par conséquent de l'époque de la conception à laquelle le fœtus est réputé viable par les médecins légistes; il ne dit mot des monstruosités incompatibles avec la vie , et qui ont été si bien classées par Brechet. Voici deux questions encore dont le lecteur chercherait vainement la solution dans le livre qui nous occupe déjà beaucoup trop longuement , vu sa valeur scientifique: Pendant combien de jours l'enfant a-t-il vécu après sa naissance ? Depuis combien de jours est-il mort ? Cependant ces points essentiels se présentent à résoudre dans toutes les accusations d'infanticide. Pourquoi M. Jacques Poilroux ne fait-il pas l'histoire des âges depuis la conception jusqu'à la vieillesse. « Cette his-

« toire, dit Orfila, offre un grand intérêt en médeci-
« ne légale, car, chaque fois qu'un examen cadavé-
« rique a lieu, l'âge doit toujours être constaté pour
« établir l'identité. Il est donc nécessaire que le mé-
« decin légiste possède toutes les connaissances ac-
« quises à ce sujet. » Il paraît que M. Jacques Poilroux n'est pas en cela de l'avis d'Orfila, car il ne
donne ces caractères que jusqu'à la naissance.

Dans la quatrième section, en parlant des objections qui ont été faites contre la docimasie pulmonaire, l'auteur dit que la putréfaction ne peut être
raisonnablement invoquée, « si l'on considère que,
« d'après les expériences des *meilleurs médecins lé-*
« *gistes*, le poumon est l'un des viscères qui se pu-
« trifie le dernier, et qu'il peut se précipiter encore
« dans l'eau, quoique la fermentation putride ait
« envahi tous les viscères. » Si M. Jacques Poilroux
avait tenté lui-même quelques expériences, s'il ap-
puyait ses assertions sur des faits observés par lui,
nous serions par convenance obligés de le croire ; mais
M. Jacques Poilroux dit ces choses parce qu'il les
croit vraies, sans s'embarrasser que l'expérience les
contredise. Ainsi il existe un travail de Duvergier,
publié dans les Annales de médecine légale, qui
établit que, chez beaucoup d'enfans qui avaient fort
peu séjourné dans l'eau et dont la putréfaction était
peu avancée, les poumons ont offert tous les signes
que l'on remarque dans la docimasie pulmonaire
chez les enfans qui ont respiré, quoiqu'il fût bien
prouvé que ceux-ci fussent mort-nés.

Dans le même chapitre, l'auteur semble mettre en
doute la réalité du vagissement utérin, lorsque aucun

médecin légiste ne controverse ce point , et que tous les jours de nombreuses observations , consignées par les hommes les plus distingués et les plus recommandables , viennent convaincre les plus incrédules. Ainsi ce chapitre de prédilection par lequel M. Jacques Poilroux devait en quelque sorte se révéler au monde savant est , comme tous les autres , le fruit d'une compilation sans discernement.

Nous voici arrivés à la deuxième partie du livre de M. Jacques Poilroux. Elle ne contient qu'un chapitre unique et dont l'importance n'est pas contestée. Il s'agit de l'empoisonnement. D'après notre opinion, que nous résumons en établissant que là où le corps du délit n'est pas constaté , il est impossible de trouver un crime , nous ne nous attacherons pas à combattre la section qui traite des lésions cadavériques , au moyen de laquelle M. Jacques Poilroux a cru pouvoir établir qu'il était possible de déterminer un empoisonnement de tout autre état pathologique. Il est pour nous prouvé , et pour tout médecin qui n'est pas préoccupé d'une idée fixe et trompeuse , que nombre de maladies peuvent simuler les lésions dont l'empoisonnement laisse des traces. La symptomatologie peut aussi établir une prévention , mais elle ne vient jamais la confirmer. Le médecin qui se laisserait entraîner par une pareille manière de voir , accumulerait le blâme sur sa tête. Certains symptômes peuvent faire soupçonner l'empoisonnement , mais si le poison ne peut être présenté , quelle que soit la somme de prévention qui pèse sur l'accusé , elle ne saurait déterminer le magistrat à rendre contre lui une sentence de culpabilité. Ne devant donc pas nous occuper de ce qui a rapport aux lésions cadavériques, qui dans tout autre cas sont un moyen de certitude , ni aux symptômes observés pendant la maladie , nous allons aborder la 4ᵉ section , *de l'analyse chimique et des caractères physiques des poisons.*

Dès le commencement , M. Jacques Poilroux fait un retour sur les preuves physiologiques ; il pense qu'en n'admettant le crime qu'alors que le poison est découvert d'une manière quelconque , c'est ouvrir une large voie aux actions criminelles. Puis , revenant sur ce qu'il a dit , il se range de notre avis , et cite encore une longue histoire pour prouver que ce qu'il a établi dans une section précédente ne vaut pas la peine d'une réfutation. Passant ensuite aux caractères physiques et à l'analyse chimique , M. Jacques Poilroux nous donne , pour reconnaître une substance mêlée à des matières vomies , et dont on ne peut découvrir aucune parcelle , les caractères les plus singuliers et les plus bizarres. Écoutons-le parler : « Ne trouve-t-on rien de semblable , ni aucune « parcelle saline métallique ; est-on embarrassé pour « savoir à quel règne appartient le poison , soumet- « tez le résidu des matières vomies ou trouvées aux « épreuves suivantes : placez ce résidu sur une pla- « que de fer chauffée jusqu'au rouge ; s'il se décom- « pose et produit une odeur de caramel , ou de vi- « naigre , ou de corne qui brûle avec un reste char- « bonneux , le poison appartient au règne organi- « que ; dans le cas où la matière se volatilisant donne « une odeur piquante , mais non analogue à celle « énoncée , et qu'elle se boursouffle sans être alté- « rée , et qu'elle n'offre point de résidu charbon-

« neux, alors on conclut qu'elle est du règne inorga-
« nique. Si le poison est un corps organique, on
« décidera qu'il est du règne végétal, s'il a une
« odeur de caramel, et du règne animal, s'il a l'o-
« deur de la corne. » En vérité, peut-on accumuler
plus d'inutilités en peu de mots, plus de sottises dans
des phrases aussi concises? Quoi! de ce qu'un indi-
vidu sera présumé empoisonné, si vous ne trouvez
aucune substance qui puisse vous donner la certitude
qu'un corps vénéneux a été ingéré, vous conclurez,
sur une volatilisation ou une odeur fugace, que le
poison est du règne organique ou inorganique! De
pareilles absurdités se réfutent d'elles-mêmes, et il
serait humiliant pour les lecteurs de M. Jacques Poilroux de paraître appuyer d'un raisonnement quelconque les motifs qui doivent faire rejeter bien loin toutes
ces suppositions gratuites, même comme indications.
Si M. Jacques Poilroux a trouvé quelque part ces
caractères, il devait s'assurer de leur valeur par l'expérience, et ne pas répéter de pareilles inepties.
Quant aux autres moyens d'investigation, M. Jacques Poilroux nous renvoie à une autre section où
nous allons le rejoindre, et en réalité, cette section,
consacrée à l'analyse chimique et aux caractères physiques, infidèle à son titre, ne donne rien de précis,
rien à consigner.

La 5me section est consacrée au traitement de l'empoisonnement. Elle est à peu-près copiée d'Orfila, et
contient des assertions qui ont été contredites depuis
la publication de ses premiers écrits. Tel est le sucre
recommandé comme *antidote* de l'empoisonnement
par les préparations de cuivre. Ce moyen est aban-

donné depuis long-temps. On emploie aujourd'hui l'albumine comme dans les empoisonnemens par les sels mercuriaux. Il est même probable que, vu la propriété que possède l'albumine de décomposer en se coagulant un grand nombre de sels à bases métalliques, cette médication devra être employée dans le plus grand nombre de cas d'empoisonnement par ces sels. Nous doutons que M. Jacques Poilroux ait réfléchi une seconde, lorsqu'il a proposé le vinaigre comme antidote contre l'ammoniaque. L'auteur n'a vu que l'analogie de réaction chimique qui existe entre les alcalis et ce produit. S'il est quelquefois opportun d'employer le vinaigre dans les empoisonnemens par les alcalis, c'est que ces substances n'ont pas une action instantanée et violente. Et, dès-lors, leur combinaison avec le vinaigre, qui s'opère promptement, coupe court à tout accident. Mais dès que l'action sur les parois de l'estomac est énergiquement sentie, cette médication ne peut convenir, et par l'ammoniaque cette action est d'une promptitude effrayante. Il n'y a dès lors d'autre moyen de salut que dans l'emploi du traitement anti-phlogistique. L'ammoniaque brûle, cautérise à la manière des acides minéraux. Nous avons été témoins d'un empoisonnement par cet agent énergique; aussi sommes-nous à nous demander ce que M. Jacques Poilroux veut dire en écrivant que *cet alcali agit promptement sur le système nerveux.* Ce que nous avons vu, c'est qu'il agit effectivement d'une manière très-prompte sur les membranes soumises à son action.

C'est dans la section 6 que se trouvent signalées les substances les plus vulgairement employées dans l'empoisonnement. Cette section contient les caractères chimiques d'après lesquels , dit M. Poilroux , on peut les reconnaître avec facilité. Son travail sur l'arsenic est arriéré de dix ans au moins. Il ne contient aucune indication des réactifs au moyen desquels on peut déceler les plus petites proportions , et qui ont été indiqués dans ces derniers temps. Le rapport cité comme modèle contient les propositions les plus attaquables. Nous nous souvenons que ce rapport , présenté aux assises des Basses-Alpes , où M. Jacques Poilroux obtient , comme on le sait , les plus brillans succès , fut battu sur tous les points. Notre auteur ignore complètement les travaux de Barruel et les nouveaux moyens proposés par Orfila et Hume. Nous ne doutons pas qu'un travail fait sur ses indications ne fût aujourd'hui d'aucune valeur. Il en est de même de ce qui concerne le sublimé corrosif: partout ignorance de tout nouveau procédé. En général , cette deuxième partie est presque entièrement extraite de Fodéré et des premiers travaux d'Orfila. Nous ne disons rien des quelques pages consacrées à l'opium. Notre auteur avoue assez volontiers que les procédés chimiques sont à-peu-près impuissans pour reconnaître l'empoisonnement par cette substance. Sur la foi d'Orfila et de quelques autres chimistes , M. Jacques Poilroux croit devoir donner les caractères qui peuvent faire distinguer la morphine de tous les autres alcaloïdes. Déjà lorsqu'il s'est agi des taches de sang , nous avons fait présumer que nous ne pensions pas que les matières organiques pussent être traitées de la même manière que les corps inorganiques. Dans l'état de la science , tout chimiste consciencieux est obligé de convenir que l'organisme est en dehors des lois qui régissent la matière brute. Dès-lors les procédés d'Orfila pour reconnaître les taches de sang, pour distinguer les sels produits des alcaloïdes nous paraissent un peu hasardés. Nous concevons très-bien l'aigreur avec laquelle Orfila a répondu à Raspail qui le premier a osé douter de la possibilité de généraliser de pareilles expériences. Orfila a été pendant long-temps l'auteur le moins contredit de France, et un premier contradicteur, quelque savant qu'il fût d'ailleurs, a du causer au célèbre professeur un pénible cauchemar. Orfila a soutenu que tant qu'une matière offrant absolument les mêmes réactions chimiques qu'une autre déjà connue, n'aura pas été découverte, il se croira en droit d'*affirmer* que celle offerte à ses investigations est réellement du sang ou de la morphine. Oui certainement, lorsque ces caractères seront bien tranchés et tout-à-fait indépendans de tout autre composé qui pourrait offrir de l'analogie ; mais du moment qu'il existera entre les sels de morphine et la partie concrète de l'huile de gérofle des rapports aussi intimes que ceux signalés par Bonastre ; mais du moment qu'il existera entre le sang et un composé d'albumine, de matière colorante de la garance, de tannin et d'un sel de fer des rapports aussi intimes que ceux signalés par Raspail, le chimiste qui dira sans hésiter : c'est du sang, c'est de la morphine, sans tenir compte de ces ressemblances et sans les signaler, se rendra coupable aux yeux des hommes consciencieux. En chimie organique, tout est chaos, tout est mystère, et l'homme qui oserait préjuger sur des expériences plus complètes se rendrait coupable envers l'humanité.

Hâtons-nous d'aborder la troisième partie de ce pauvre livre sur laquelle il y aurait conscience d'insister, et après lui avoir jeté dessus la dernière pelletée de terre, que Dieu lui fasse paix et miséri-corde. Cette troisième partie ne contient aussi qu'un seul chapitre. La 1ʳᵉ section est consacrée aux blessu-res. La 2ᵐᵉ traite du viol. Ces deux sections sont, comme tout ce que nous avons précédemment vu, extraites des ouvrages de Mahon, Fodéré, Orfila, sans que des travaux plus récents aient été consultés par notre auteur. Dans la section du viol, M. Jacques Poilroux ne dit mot des taches de sperme qui sont si souvent invoquées en médecine légale. Il existe un travail assez faible d'Orfila sur cet objet et que M. Jacques Poilroux aurait du citer, n'eusse été que pour mémoire. Le célèbre professeur établit que par les procédés de chimie les taches de sperme peuvent être facilement distinguées des taches de graisse, ce qui est vrai, et qu'elles offrent des différences constantes avec toutes celles produites par la sali-ve, le mucus du nez et les secrétions utérines telles que la blenorrhagie et la leucchorée. Nous devons dire que des différences qui ne sont basées que sur des nuances légères et sur l'odeur ne nous paraissent pas suffisantes. Il n'y aurait qu'une circonstance dans laquelle les taches de sperme pourraient être effecti-vement reconnues : ce serait immédiatement après son émission, lorsque soumis à l'observation micros-copique les animalcules spermatiques seraient encore reconnus. Mais ces taches desséchées n'offrent que des globules entièrement privées de queue, et alors les procédés microscopiques comme ceux de chimie

sont

sont impuissans. Pour en finir , nous nous con-
tenterons de signaler quelques omissions inconceva-
bles qui ont été faites par M. Jacques Poilroux dans
la section consacrée à la grossesse. Nous allons les
énumérer pour que chacun puisse juger qu'une
excessive légèreté et une ignorance impardonnable
ont présidé à cette œuvre. Ce médecin ne dit pas
mot de la superfétation ; il n'examine pas si la
faculté de concevoir appartient à un âge limité , si la
grossesse peut déterminer des actes irrésistibles. Et
les questions suivantes , dont l'importance est immense
n'ont pas pu arrêter un seul moment son attention :
Une femme peut-elle concevoir à son insu ? Peut-elle
arriver au terme de la grossesse dans une ignorance
complète de son état? Peut-elle accoucher à son insu?

Voilà notre tâche terminée. Un lecteur scrupuleux
s'apercevra facilement que nous n'avons fait qu'effleu-
rer la matière et que nous aurions pu rendre notre
critique plus complète. Mais , comme nous l'avons dit,
notre intention n'était pas de faire un livre ; nous
voulions seulement montrer que M. Jacques Poilroux ,
dans sa petite ville , isolé de tout centre scientifique ,
n'ayant à sa disposition que quelques livres déjà vieillis,
était dans l'impossibilité de faire un bon ouvrage , et
que sa vanité seule avait pu le porter à croire son élu-
cubration digne de l'impression. Sans doute nous
sommes bien loin de croire que ce n'est qu'à Paris
qu'on peut faire de bons livres , car nous savons que
le savoir , l'esprit d'observation , le talent ne sont
pas inhérents au tas de maisons qui composent l'immense cité ; mais lorsqu'on écrit sur les sciences , il
faut au moins être au courant des découvertes qui sont

journellement faites. Sans cela on court risque, comme
M. Jacques Poilroux, de n'offrir que des œuvres in-
cohérentes et arriérées dès leur apparition. Nous avons
voulu montrer encore qu'on oublie trop facilement
dans les petits pays que le génie le plus puissant ne
peut pas savoir ce qu'il n'a pas appris, et qu'une confiance exclusive dans des hommes qui ne cherchent
pas à l'obtenir par des études continuelles est une
absurdité. Et de ce que quelques-uns ont eu la sottise
amère, dans leur impuissance de créer, de s'attacher
à un criticisme exclusif des découvertes récentes et
du temps présent, s'ensuit-il que le public doive
servir leurs petites et haineuses rancunes, en les
approuvant constamment de la voix et du geste ?...
Le plus triste rôle dans le monde est celui des mou-
tons de Panurge.

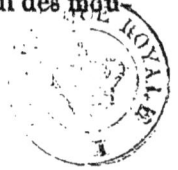

www.ingramcontent.com/pod-product-compliance
Lightning Source LLC
Chambersburg PA
CBHW071431200326
41520CB00014B/3656